CONTRIBUTION A L'ÉTUDE

DE

LA LARYNGOTOMIE

INTER-CRICO-THYROIDIENNE

PAR

NOEL CASTAGNÉ

Docteur en médecine de la Faculté de Paris.

PARIS

A. PARENT, IMPRIMEUR DE LA FACULTÉ DE MÉDECINE

A. DAVY, successeur

52, RUE MADAME ET RUE MONSIEUR-LE-PRINCE, 14

1884

CONTRIBUTION A L'ÉTUDE

DE LA

LARYNGOTOMIE

INTER-CRICO-THYROIDIENNE

CONTRIBUTION A L'ÉTUDE

DE

LA LARYNGOTOMIE

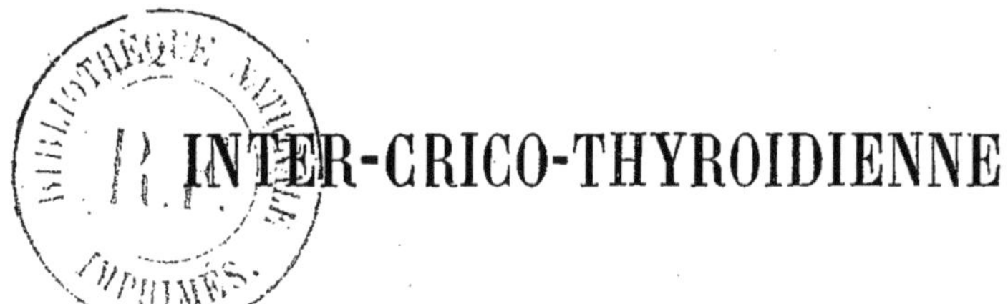

INTER-CRICO-THYROIDIENNE

PAR

NOEL CASTAGNÉ
Docteur en médecine de la Faculté de Paris.

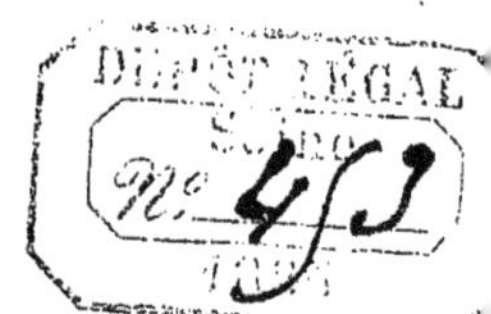

PARIS
A. PARENT, IMPRIMEUR DE LA FACULTÉ DE MÉDECINE
A. DAVY, successeur
52, RUE MADAME ET RUE MONSIEUR-LE-PRINCE, 14

1884

CONTRIBUTION A L'ÉTUDE

DE LA

LARYNGOTOMIE

INTER-CRICO-THYROIDIENNE

INTRODUCTION.

La substitution de la laryngotomie inter-crico-thyroïdienne à la trachéotomie dans un bon nombre des cas où l'ouverture des voies aériennes est indiquée, a été proposée dans ces derniers temps; à côté des observations déjà publiées sur ce sujet, nous en apportons de nouvelles en faveur de cette opération trop injustement délaissée.

L'emploi simplement du bistouri à l'exclusion du thermo-cautère suffit pour la pratiquer, car c'est à peine si l'on a à se défendre contre les hémorrhagies qui rendent si souvent dramatiques et quelquefois mortelles la trachéotomie chez l'adulte,

Dans le premier chapitre nous résumons les indications de l'ouverture des voies aériennes.

Dans le second, nous faisons ressortir les avantages et les inconvénients de la trachéotomie.

Dans le troisième vient l'histoire de la laryngotomie inter-crico-thyroïdienne.

Dans le quatrième, l'anatomie de la région crico-thyroïdienne, le manuel opératoire de l'opération.

Enfin, dans un cinquième et dernier chapitre, les indications de la laryngotomie inter-crico-thyroïdienne, les observations, l'énumération des avantages de l'opération, les conclusions.

Qu'il nous soit permis d'adresser à M. le professeur Léon Lefort l'humble témoignage de notre gratitude pour l'honneur qu'il nous a fait en voulant bien accepter la présidence de notre thèse. Nous remercions de tout cœur Monsieur le professeur agrégé Richelot, qui nous a fourni les documents du sujet et qui, durant le cours de nos études médicales, nous a prodigué sa bienveillante protection.

CHAPITRE PREMIER.

DES INDICATIONS DE L'OUVERTURE DES VOIES AÉRIENNES.

Avant d'entrer dans l'exposé de la laryngotomie inter-crico-thyroïdienne, il est bon, dans une vue d'ensemble, de rappeler les indications de l'ouverture des voies aériennes. Quelle est d'abord la première des indications que doit se poser le chirurgien quand il se propose de pratiquer l'ouverture des voies aériennes pour parer aux accidents asphyxiques ? C'est, avant tout, d'avoir la certitude que l'obstacle siège au-dessus du point où va porter l'opération et, d'une manière générale, que l'intervention chirurgicale pourra avoir lieu de très bonne heure.

Les indications spéciales se réduisent à quatre :

1° Les lésions traumatiques des voies respiratoires, à savoir : fractures, plaies, brûlures, corps étrangers ;

2° Les lésions inflammatoires. Les laryngites aiguës et striduleuses provoquent exceptionnellement une dyspnée menaçante ; mais, dans l'œdème de la glotte avec accès de suffocation suffisant pour amener la mort, la trachéotomie est aussitôt indiquée.

De même, dans la laryngite nécrosique chez les phthisiques et dans la laryngite syphilitique. Trousseau et Bretonneau ont rendu classique cette opération dans le traitement du croup. Aujourd'hui, l'emploi de cette opération est admis dans les trois formes de l'affection, localisée au larynx, étendue aux bronches ou infectant l'appareil respiratoire et, finalement, tout l'organisme;

3° Les tumeurs à large base d'implantation du larynx réclament l'intervention chirurgicale pour parer aux accidents menaçants d'asphyxie. Dans les rétrécissements permanents cicatriciels, l'augmentation du bruit dit de cornage doit être observé attentivement ; dès qu'il apparaît, il faut rapidement opérer pour éviter de cruels mécomptes.

4° Enfin dans les inflammations et néoplasies des organes voisins, à savoir : les phlegmons du cou, du pharynx, de l'œsophage, de la base de la langue, des amygdales entraînant l'asphyxie par l'œdème de la glotte.

CHAPITRE II.

AVANTAGES ET INCONVÉNIENTS DE LA TRACHÉOTOMIE.

La trachéotomie est une opération dont il faut bien se garder de médire.

Mais, en temps que procédé opératoire, il est incontestable qu'elle a ses inconvénients et ses dangers. Chez l'enfant, la brièveté de la région cervicale, la petitesse du tube trachéal et sa mobilité sont des obstacles sérieux. L'opérateur risque de chercher longtemps les voies aériennes, de glisser sur leur convexité quand il les a découvertes, de passer à côté d'elles et d'aller blesser l'œsophage ; enfin, par une section trop profonde, de perforer la paroi postérieure de la trachée.

L'hémorrhagie est aussi à craindre; mais, en général, chez l'enfant, elle est insignifiante.

Nous ne cherchons pas à faire ressortir les difficultés de l'opération pendant les premières années de la vie, car, à cet âge, l'espace crico-thyroïdien est presque nul, et il ne faut pas songer à placer une canule autre part que dans la trachée elle-même. Tout ce qu'il faut recommander, c'est d'inciser ce conduit le plus haut possible, immédiatement au-dessous du larynx, c'est-à-dire dans le point où il est le plus facilement accessible et où les vaisseaux sont le moins à craindre.

Chez l'adulte, la situation est toute différente et l'opération est bien autrement dangereuse. Trousseau lui-même, qui s'était fait l'ardent propagateur de la trachéotomie, et qui, pour la faire accepter du plus grand nombre, avait certainement exagéré la facilité du manuel opératoire, a reconnu qu'elle offre beaucoup moins de sécurité chez l'adulte. En réalité, c'est une autre opération, et le chirurgien le plus habile ne doit pas l'aborder à la légère, car elle peut tourner au tragique, même entre des mains expérimentées. Les altérations pathologiques que peut présenter la région, les mouvements de l'arbre aérien pendant l'opération et avant tout les vaisseaux gorgés de sang qu'il faut traverser créent des obstacles à chaque pas. Trop souvent le malade est resté sur le lit de l'opération ; d'autres fois, il a été rappelé à la vie après de grands efforts et de cruelles angoisses.

Ces périls et ces malheurs ont naturellement préoccupé les chirurgiens et leur ont inspiré des modifications qui, toutes, ne sont pas des perfectionnements ; la trachéotomie avec les instruments incandescents ne répond qu'en partie aux desiderata de l'ancienne opération. Sans doute avec le thermocautère très habilement manié, on épargne le sang et on se met dans une certaine mesure à l'abri de l'hémorrhagie. Mais, outre que le thermo-cautère ne peut servir dans les cas d'urgence extrême, où il faut agir rapidement et sans tâtonner, on peut reprocher à cet instrument de n'avoir que des propriétés hémostatiques insuffisantes, quelle que soit d'ailleurs la prudence de celui qui l'emploie. L'étude des observations montre que tantôt une grosse veine s'est rencontrée, qu'il a fallu saisir avec deux pinces ou deux fils à ligature, avant ou après la section thermique; tantôt c'était une artériole trop volumineuse pour que le fer rouge pût fermer sa lumière, qui a donné du sang et obligé l'opérateur à déposer l'instrument rougi pour appliquer les pièces à forcipressures. Dans ces cas, il semble que le thermo-cautère ait facilement triomphé des vaisseaux qui n'étaient pas à craindre et n'ait rien pu faire contre ceux qui devaient donner une quantité de sang inquiétante. Sans doute on a fait par la section thermique des trachéotomies exsangues, mais on peut supposer que c'étaient là des trachéotomies qui, avec le bistouri, n'auraient donné qu'un écoulement capillaire insignifiant. Bref, on a fait un pas de plus, mais on n'a pas trouvé un moyen simple et décisif de se mettre à l'abri du sang.

Voilà pourquoi nous recherchons aujourd'hui les procédés qui, sans créer ni difficultés ni périls nouveaux, simplifient l'acte opératoire, le reportent vers les parties supérieures des voies aériennes, là où les points de repère sont constants, faciles à trouver et où les vaisseaux manquent presque complètement : trachéotomie sous-cricoïdienne préconisée par Decès (de Reims), il y a 30 ans *(Union médicale*, 1853), laryngotomie avec résection du cricoïde recommandée par Nélaton, enfin et surtout laryngotomie inter-crico-thyroïdienne. Celle-ci résout un problème qui a préoccupé les deux auteurs que nous venons de citer et qu'ils n'ont pu résoudre, parce qu'ils ne connaissaient pas exactement les conditions anatomiques de l'espace crico-thyroïdien.

CHAPITRE III

HISTOIRE DE LA LARYNGOTOMIE INTER-CRICO-THYROÏDIENNE

L'histoire de la laryngotomie inter-crico-thyroïdienne remonte à Vicq-d'Azyr (1748-1794). Longtemps on porta contre cette opération un jugement défavorable : on ne vit pas quelle précieuse ressource elle présentait dans les cas difficiles, même chez les enfants; elle fut laissée complètement dans l'oubli. Voici la note qu'on publiait dans les *Mémoires de la Société de médecine* de l'année 1776 : « M. Vicq-d'Azyr communique à la Société des réflexions sur la possibilité de pratiquer la laryngotomie entre le cartilage thyroïde et le cartilage cricoïde. Dans l'intervalle qui les sépare antérieurement, il y a un espace triangulaire, « qu'il est toujours facile de trouver, quelque gonflement qu'il y ait dans la région du col. » Il ne serait pas nécessaire de faire une grande incision pour y parvenir. Le bronchotome pourrait d'ailleurs servir dans cette opération comme dans celle que l'on pratique ordinairement. M. Vicq-d'Azyr l'a essayée sur des chiens sans aucune suite fâcheuse. »

En 1779, Fourcroy, dans sa thèse, signale très

bien la description anatomique de la région que Vicq-d'Azyr venait de signaler aux chirurgiens, la présence d'une dépression qu'il est aisé de constater sur le vivant. Il s'explique en ces termes :

« Mediam et anteriorem inter thyroïdis et cri-
« coïdis cartilaginum partem spatium reperitur *de-*
« *pressum* tetragonum, subrhomboïdum inferioris
« oræ scutiformis media incisura et superioris cri-
« coïdis marginis excavatione comprehensum,
« membrana molli, libera instructum, sola cute
« sæpius tectum in quibusdam subjectis parvula
« thyroïdæ glandulæ appendice semi opertum.
« Musculi sterno-thyroïdœi, crico-thyroïdœi super-
« dictum intervallum a se remoti observatur ita ut
« regio vacua *fossam quamdam* sub pomo Adami
« sitam offerat quam nullæ notabiles percurrunt
« nervorum vel vasorum propagines. Hic aperiri
« sine ullius periculi metu laryngem arbitror. »

Nous voyons alors la laryngotomie inter-crico-thyroïdienne décrite dans les livres classiques anglais. Eric-Erichsen, professeur de clinique à University collège hospital, à Londres, dans son traité de l'art chirurgical (1), décrit très longuement la laryngotomie, en signale les avantages et arrive à conclure que c'est l'opération la plus sûre à tenter chez l'adulte. Il établit un long parallèle entre elle et la trachéotomie ; il affirme avoir prati-

(1) John Eric. Erichsen. The science and art of surgery, édition 1864, 2e édit., 1877.

qué plusieurs fois la laryngotomie inter-crico-thyroïdienne, et c'est d'après les succès qu'il a obtenus qu'il conseille de la substituer à la trachéotomie.

Dernièrement, Krishaber a rappelé l'attention sur ce procédé et a proposé de substituer son emploi à la trachéotomie dans le plus grand nombre de cas. En novembre 1878, il a fait à la Société de chirurgie une longue communication, rapportée dans les « Annales des maladies du larynx et des oreilles », sur la laryngotomie qu'il qualifie plus exactement d'inter-crico-thyroïdienne. « Si cette opération, dit-il, est tombée en discrédit et a même été complètement abandonnée, c'est que les chirurgiens ont prétendu que l'espace était toujours trop étroit. »

M. Desprès fit des objections. Il reprocha à la laryngotomie d'être la cause d'ulcérations de la partie postérieure du larynx produites par la pression de la canule. De plus, il crut indispensable de modifier le procédé à la manière de Nélaton et de M. Panas, afin d'obtenir une assez grande étendue pour permettre la mobilité de la canule.

Toutefois, ces vues théoriques qui, alors certainement pouvaient paraître prématurées, devaient faire place à des faits expérimentaux. M. Farabeuf et M. Krishaber avaient opéré sur le cadavre; ils avaient sans peine introduit une canule, et dans le cas où l'on éprouvait quelque résistance, il leur avait suffi d'abaisser avec le doigt le cartilage cricoïde.

Enfin, M. Nicaise, rapporteur de la question, en fit l'éloge : il était du reste appuyé de sa propre expérience, puisque déjà, à cette époque, il avait pour son compte pratiqué cette opération. Il nia ce qu'avait objecté M. Després, en assurant que la canule introduite n'arrivait pas au contact de la face postérieure de la trachée ni du larynx.

On pensait surtout que le peu de hauteur de la membrane crico-thyroïdienne ne soit un obstacle insurmontable pour l'introduction d'une canule; et, de plus, la présence de l'artère cricoïdienne, couchée sur cette membrane, quoique de faible calibre, faisait redouter une hémorrhagie.

Decès, dans un travail peu connu (1), avait montré combien Trousseau exagérait en disant « que la trachéotomie est une opération simple, facile et sans danger et que tout médecin, même étranger aux manœuvres de la chirurgie, peut entreprendre sans hésitation et pratiquer sans crainte. »

Combien, au contraire, il est pénible d'aller chercher la trachée profondément, derrière un plexus veineux gorgé de sang ; combien cette opération peut être à l'occasion dangereuse, impossible même dans certains cas de tumeurs cervicales ; combien enfin est-il plus simple et plus inoffensif d'attaquer la trachée immédiatement au-dessus du cricoïde, dans un point où elle est superficielle, fa-

(1) Sur un nouveau procédé de trachéotomie ou de la trachéotomie sous-cricoïdienne. Union médicale, 1853.

cile à découvrir, sans léser de vaisseaux ni d'organes importants. C'était encore la trachéotomie, mais modifiée dans le sens où nous tendons aujourd'hui et participant jusqu'à un certain point des avantages que nous reconnaissons à la section crico-thyroïdienne. A ce titre, le travail de Decès, qui n'est mentionné ni par Nicaise dans son rapport à la Société de chirurgie, ni par de Launay dans sa thèse, mérite de trouver place dans l'histoire de la laryngotomie.

Avant Krishaber, Blandin avait préconisé l'idée de Vicq-d'Azyr; mais il ne parle pas d'incision de la membrane crico-thyroïdienne. Suivant ses propres expressions, « on pourrait à la rigueur faire la ponction de la membrane crico-thyroïdienne avec un *trois-quart*; je pense même qu'avec des précautions convenables, ce serait là le meilleur mode opératoire. » Cette nouvelle pratique n'a pas eu plus de durée que celle qui était vantée par Vicq-d'Azyr. Remarquons du reste que ce n'est là qu'une étape dans la marche de la question. Aux yeux des chirurgiens, cette ponction ne serait même qu'une période préparatoire d'une opération efficace. Ainsi, voici la conduite de M. de Saint-Germain : d'abord, c'est la membrane crico-thyroïdienne qu'il ponctionne; ensuite, il coupe la cricoïde et les premiers arceaux de la trachée.

Enfin, M. Tillaux, dans son Traité d'anatomie topographique, estimant la hauteur de la membrane à 5 ou 6 millimètres, opinion qui sera discutée plus loin, n'admet pas qu'on puisse introduire une canule dans cet espace s'il n'est pas agrandi.

Il est vrai que parler de l'incision du cricoïde c'est immédiatement sortir des limites que nous nous posons, puisque c'est rappeler le procédé de Boyer qui consiste à sectionner ce cartilage avec la trachée. C'est donc une opération bien plus grave comme difficulté opératoire et surtout comme étendue; mais nous ne pouvions guère ici la passer sous silence. Elle semble presque devenir une complication opératoire pouvant se présenter dans la méthode que nous nous proposons d'exposer.

Pour mentionner tous les travaux qui ont été publiés sur cette question, il faut signaler la thèse d'agrégation de Lenoir, intitulée: la Bronchotomie (1841).

Le travail de Bourguet, élève de la Faculté de Montpellier : de la Bronchotomie (1834). Trois opérations de laryngotomie pratiquées avec succès.

L'article Bronchotomie de Boyer, dans son Traité des maladies chirurgicales (t. V. 1846).

La Monographie de Sestier qui donne 6 observations de laryngotomie inter-crico-thyroïdienne (De l'Angine laryngée œdémateuse, 1852).

Roser, dans ses Eléments de pathologie chirurgicale spéciale recommande chez l'adulte l'opération qui nous occupe (1870).

La thèse de M. Choukry, inspirée par Krishaber : Trachéotomie et Laryngotomie inter-crico-thyroïdienne au moyen des instruments incandescents (1878).

Enfin, la thèse de Melchior Torrès, médecin américain, intitulée: Contribucion al estudio de la tracheotomia y laryngotomia, Buenos-Ayres (1880).

L'on peut admettre dans la marche des idées relatives à cette opération trois périodes :

La première période est représentée par Trousseau, qui voit dans la trachéotomie une opération facile et exempte de dangers.

La deuxième période date de 1853, avec Decès qui dans son travail, commence à réagir contre cette idée dont il montre l'exagération. Il propose de faire la trachéotomie sous-cricoïdienne.

Krishaber, dans une troisième période, indique, dans sa communication du mois de novembre 1878, la possibilité d'ouvrir les voies aériennes au niveau de l'espace qui sépare les cartilages cricoïde et thyroïde et formule les règles de l'opération. Nous verrons plus loin qu'il est possible de simplifier l'opération telle qu'il l'a décrite et de n'employer le plus souvent que le bistouri à l'exclusion du thermocautère.

CHAPITRE IV.

ANATOMIE DE LA RÉGION CRICO-THYROÏDIENNE.

Ce qu'il importe de bien connaître, c'est le champ opératoire dans lequel il est nécessaire de se maintenir : la membrane crico-thyroïdienne et l'espace dans lequel elle est contenue. Etudions-la donc avec tout le soin qu'elle comporte.

Ses limites. — En haut, l'espace commence au bord inférieur du cartilage thyroïde, lequel présente une direction sinueuse un peu variable. Ce bord présente en outre trois parties que limitent deux petits tubercules : une partie moyenne plus grande, rectiligne, légèrement échancrée sur la ligne médiane, au niveau de l'attache du ligament crico-thyroïdien. Les parties latérales sont concaves.

Enfin, l'insertion des muscles crico-thyroïdiens.

En bas, nous suivons la partie antérieure de la circonférence supérieure du cricoïde qui est mince et sert d'insertion inférieure au ligament situé au-dessus.

Latéralement, ses limites sont linéaires, tandis

que sur la ligne médiane cet espace, en s'évasant, obtient sa dimension maximum, et c'est à ce niveau que se trouve le ligament principal ou crico-thyroïdien, moyen le plus solide des trois qui unissent les deux cartilages thyroïde et cricoïde.

Ce ligament se présente sous la forme d'un demi-cône dont le sommet tronqué s'attache à la partie moyenne du bord inférieur du cartilage thyroïde et la base à la circonférence supérieure du cricoïde. On peut s'assurer qu'il est très épais, d'une couleur jaunâtre en rapport avec son *élasticité*. Le plus souvent, sur la ligne médiane, un trou bien visible admetttant le calibre d'une épingle est traversé par des vaisseaux artériels et veineux destinés à la muqueuse du larynx. M. Richet décrit une branche anastomotique des deux artères crico-thyroïdiennes ; ces deux dernières, quoique pouvant donner lieu à une hémorrhagie, ne sont jamais d'un calibre assez considérable, comme le dit Velpeau, pour que leurs battements soient perçus par l'exploration du doigt. On en a bientôt raison avec des pinces à pression continue dans le cas où elles viendraient à donner du sang. Il faut signaler aussi sur la ligne médiane un prolongement de la glande thyroïde, un ou deux ganglions lymphatiques qu'on rencontre quelquefois. Enfin, les deux côtés du ligament sont recouverts par les muscles crico-thyroïdiens. La face postérieure s'adosse à la muqueuse laryngienne.

Quant aux couches de la région examinées successivement, voici leur ordre de superposition : En longeant la crête formée par l'adossement des lames du cartilage thyroïde, autrement dit à la portion inférieure de la saillie de la pomme d'Adam, il est facile de reconnaître la peau. Notons que l'exploration avec les doigts de la peau à ce niveau permet de reconnaître très nettement une dépression ; c'est l'espace en question. Il faudrait bien se garder de confondre cette dépression avec celle que l'on trouve également à la partie inférieure du cartilage cricoïde très sensible par son épaisseur ; en effet, la trachée est mobile en tous sens, appendue qu'elle est à ce cartilage. Entre ces deux dépressions, c'est la plus élevée qui permettra d'aborder le ligament membraneux qu'on veut inciser.

Ses dimensions. — A la question des dimensions se rattache la possibilité de l'opération. Sur ce point apparaît surtout le désaccord entre les auteurs, et les chiffres présentent des écarts inexplicables.

Il est nécessaire dans cette appréciation de considérer la membrane crico-thyroïdienne :

1° Dans son état de moyenne tension ;

2° Dans l'état de tension maximum que l'on peut produire en faisant écarter par bascule les deux cartilages sur lesquels elle s'insère.

Depuis 1878, M. Farabeuf avait signalé à la Société de chirurgie la possibilité d'exagérer les dimensions de l'espace par ce petit artifice d'écartement par bascule. Il montrait qu'on y gagnait 2 à 3 millimètres, quand ils deviennent nécessaires après une première tentative infructueuse d'introduction de la canule.

De Launay, dans sa thèse, expose de nombreuses expériences de mensuration faites sur des sujets de différents âges. Encore faut-il faire une objection á ces mensurations cadavériques; elles sont trop faibles par suite du retrait de la membrane crico-thyroïdienne dont nous avons signalé la structure élastique, et par suite de la rigidité cadavérique des muscles qui y rattachent les deux cartilages. Il est certain que sur le vivant il doit être possible de gagner 1 millimètre sur les dimensions données par cet auteur, quelque soin qu'il ait pu apporter dans la justesse de ces mesures.

Examinons maintenant la moyenne des dimensions obtenues chez l'homme, la femme et l'enfant :

Homme. — Chez l'homme, dans la tension moyenne, les chiffres oscillent entre 8 et 12 millimètres. Avec la tension maximum, entre 11 et 14 millimètres.

Femme. — Tension minimum : l'écart des chiffres est de 8 à 9 millimètres. Pendant la tension maximum : variations entre 10 et 11 millimètres.

Enfant. — Avant l'âge de 12 ans, il n'est pas possible de trouver des dimensions supérieures à 7 millimètres.

Enfin, d'après les déductions anatomiques, on peut dire d'une manière générale que les diamètres du larynx au niveau de la membrane crico-thyroïdienne sont, toutes choses égales d'ailleurs, de quelques millimètres plus grands que ceux de la trachée (Boissier).

DU MANUEL OPÉRATOIRE.

Le malade sera couché, et un oreiller placé sous le cou permettra de pratiquer la plus grande extension possible de la tête et de rendre bien saillante la région du larynx.

Les instruments nécessaires sont :

Un bistouri droit;

Des pinces hémostatiques;

Plusieurs numéros de canule (modèle Krishaber);

Des écarteurs, et au besoin le thermo-cautère Paquelin;

Munir de cordons la canule choisie et préparer une rondelle d'amadou percée d'une ouverture à son centre, et entailler suivant un de ses rayons;

Solution phéniquée au 1/60, une cravate de tarlatane, des compresses, deux aides.

Avant de pratiquer l'incision, il est nécessaire de bien reconnaître le point de repère, qu'on trouve facilement chez tous les sujets, gras ou maigres ; à savoir : la saillie que forme le tubercule médian du bord inférieur du cartilage thyroïde. On fixe le larynx entre le pouce et le doigt médius de la main gauche, pendant que la pulpe de l'index apprécie la dépression crico-thyroïdienne.

Le bistouri divise alors la peau et l'aponévrose cervicale superficielle. L'opérateur arrive sur l'interstice celluleux qui sépare les deux muscles sterno-hyoïdiens, le divise, et applique sur ces muscles deux écarteurs.

L'on se trouve alors séparé de la membrane par la petite artère crico-thyroïdienne, que l'on recherche avec soin autant avec la vue qu'avec le toucher. Si le prolongement de la pyramide de Lalouette se présente, on le rejette facilement, ainsi qu'un ganglion qui peut se rencontrer. Si la section de l'artère cricoïdienne donnait du sang, il suffirait d'appliquer sur les deux bouts des pinces hémostatiques, de même que pour l'artère laryngée inférieure. La membrane crico-thyroïdienne n'ayant pas encore été incisée, on n'a pas à craindre l'irruption du sang dans la trachée. On la reconnaît à son aspect nacré, et le bistouri pratique une ouverture linéaire.

La direction de l'incision peut être indifférement ou verticale ou transversale; mais, l'incision verticale étant bien suffisante pour l'introduction de la canule et la cicatrisation de la plaie se faisant plus aisément, c'est à elle qu'on donne la préférence.

Le premier temps de la division des parties terminé, se présente le deuxième, ou temps d'introduction de la canule dite à bec de Krishaber, qui supprime l'emploi du dilatateur. Cette canule se compose :

1° D'un tube externe analogue dans sa forme à celui des autres canules ; il n'en diffère que par deux légères échancrures qui se trouvent sur les parties latérales de son extrémité ;

2° D'un tube interne qui, au lieu d'être ouvert à son extrémité, présente une sorte d'embout en forme de bec conique, légèrement aminci et percé latéralement de deux yeux qui s'ouvrent dans la cavité du tube ;

3° D'un troisième tube en tout point semblable aux canules internes ordinaires. Cette pièce est destinée à remplacer la tige à bec et à rester à demeure après l'introduction de la canule.

Le numéro de la canule sera choisi suivant l'âge et le sexe du sujet. La canule interne, munie de deux rubans, sera nouée derrière le cou et appliquée contre la rondelle d'amadou. On introduit avec un peu de force la canule, l'index gauche guidant.

Enfin, les bords de la plaie lavés, on appliquera une cravate de tarlatane.

CHAPITRE V.

INDICATIONS DE LA LARYNGOTOMIE INTER-CRICO-THYROÏDIENNE.

La laryngotomie inter-crico-thyroïdienne doit être pratiquée de préférence chez l'adulte toutes les fois que l'ouverture des voies respiratoires a été jugée nécessaire. En effet, il y a fort peu de contre-indications : l'enfance au-dessous de 12 à 13 ans, à cause des dimensions exiguës de l'espace inter-crico-thyroïdien ; la vieillesse, dans les cas rares où elle ossifie les articulations au point de rendre l'introduction de la canule impossible sans violence. Hors de là, cette opération est indiquée s'il y a urgence à opérer vite, puisqu'elle est très facile et très rapide en comparaison de la trachéotomie; elle est indiquée si, par la présence d'une tumeur, d'un goitre, par l'abondance de la graisse, par un gonflement inflammatoire, la trachéotomie est rendue très difficile ou même impossible. Enfin, puisqu'elle est plus facile, moins dangereuse, et d'ailleurs exempte de complications qui lui soient propres, elle est toujours indiquée, et doit être choisie dans les cas où l'opérateur est libre de faire l'une ou l'autre opération.

Ainsi, les indications de la laryngotomie inter-crico-thyroïdienne peuvent être nettement formulées : la pratiquer chez l'adulte ou l'adolescent au-dessus de 12 ans dans tous les cas justiciables de la trachéotomie.

Il y a cependant une réserve qui doit être posée; on ne peut pas admettre que ce soit à proprement parler une contre-indication : nous voulons parler de l'altération des cartilages du larynx.

En effet, comme le montre l'observation de M. Richelot, la nécrose semblait théoriquement rendre l'opération impossible : ce chirurgien put inciser sans inconvénient le cartilage cricoïde pour faire pénétrer la canule. Ainsi donc, dans une mesure restreinte, cette contre-indication n'existe pas dans tous les cas.

Mais l'on peut dire que l'altération tuberculeuse du larynx est la lésion qui le plus souvent contre-indique et motivera l'emploi de la trachéotomie. Dans ce cas, le contact de la canule produirait de la douleur, des abcès et des fusées purulentes par irritation locale. Des fragments de cartilage détachés pourraient devenir des corps étrangers susceptibles de s'introduire dans la trachée. L'emploi de la trachéotomie lorsque le larynx est malade est donc bien préférable, et il est évident que la canule sera bien mieux supportée sur un endroit sain.

Tableau des observations connues de laryngotomie inter-crico-thyroïdienne.

Observation I (Ch. Bell, 1829). — Corps étranger (un noyau de prune) ayant pénétré dans les voies respiratoires. Ouverture de l'espace crico-thyroïdien. Le chirurgien ayant introduit en bas un stylet recourbé en crochet, réussit à saisir le bord du noyau et à le retirer à l'aide de pinces à pansement.

Obs. II (Roux, 1831). — Laryngotomie et trachéotomie sur un sujet atteint d'angine œdémateuse à la suite de fumigations de dento-chlorure de mercure. Mort pendant l'opération.

Obs. III (Roux). — Laryngotomie inter-crico-thyroïdienne chez un phthisique, à une période avancée, atteint de dyspnée intense. Succès.

Obs. IV (Krishaber, 1878). — Laryngotomie inter-crico-thyroïdienne. Sondage et dilatation de la trachée-artère pour un goitre suffocant. Le malade sortit avec une sonde dans les voies respiratoires qui faisait fonction de canule trachéale.

Obs. V (Krishaber, 1878). — Laryngotomie au thermo-cautère. Application de la canule à bec. Hypertrophie de la glande thyroïde.

Remarque. — La laryngotomie permet de faire une plaie de peu d'étendue : l'emploi du thermo-cautère, le couteau étant au rouge sombre, en pratiquant des ponctuations successives, ne produit pas d'eschares. Enfin, la canule, par la seule section de la membrane crico-thyroïdienne, permet d'achever l'opération.

Obs. VI (De Launay, 1880). — Végétations papillaires du larynx : dyspnée intense. Signes de tuberculose pulmonaire commençante et laryngotomie inter-crico-thyroïdienne préventive. Disparition des signes pulmonaires : guérison. Notons ici une particularité intéressante. La malade dissimulait sa canule en portant autour du cou un velours noir fenêtré au niveau de la canule, et avait cousu à cet endroit un médaillon. Il était impossible de voir d'un peu de loin que la malade avait subi l'opération de la laryngotomie.

Obs. VII (De Launay, 1880). — Tuberculose miliaire. Laryngo-nécrose. Abcès du larynx. Demi-ankylose crico-thyroïdienne. Laryngotomie inter-crico-thyroïdienne impossible. Trachéotomie. Mort et autopsie ; la mensuration faite à l'autopsie montra qu'il n'était possible d'introduire dans le ligament crico thyroïdien incisé qu'une canule de 9 millimètres.

Obs. VIII (Krishaber, 1880). — Spasme laryngé dans l'ataxie locomotrice. Laryngotomie inter-crico-thyroïdienne. D'abord, MM. Charcot et Delpech ayant sans résultat prescrit à haute dose (12 grammes par jour) le bromure de potassium, Krishaber entreprit la laryngotomie au thermocautère. Le succès couronna son intervention, et le malade put sortir au bout de quelques jours avec une canule à demeure. Toute médication interne fut abandonnée, sur l'avis de MM. Charcot et Delpech.

Obs. IX. — Épithélioma du pharynx et ganglions cervicaux : compression de la trachée. Laryngotomie inter-crico-thyroïdienne, fracture du cartilage cricoïde. Succès temporaire. Mort : autopsie. Fracture du cricoïde, ossifié par suite des manœuvres de l'introduction de la canule chez un sujet âgé de 57 ans.

Obs. X (Bauchet, 1880). Laryngite chronique avec tuméfaction considérable de la muqueuse laryngée. Dyspnée. La laryngotomie inter-crico-thyroïdienne devint une opération de nécessité en raison de la contraction permanente des muscles respirateurs auxiliaires, soit les sterno-mastoïdiens, si bien que la fourchette sternale et le cartilage cricoïde se trouvant au même niveau, *la trachée était inabordable.* De plus, autour du larynx, pulsation des gros vaisseaux du cou. L'opération faite, le malade succomba à une hémorrhagie foudroyante, et l'autopsie montra qu'il s'était produit par le contact de la canule une ulcération de la paroi de la trachée et du tronc brachio-céphalique artériel.

Obs. XI (De Launay, 1881). — Croup infectieux. Laryngotomie inter-crico-thyroïdienne. Mort. L'indication de cette opération était formelle dans ce cas, par suite des courtes dimensions de la trachée; le cricoïde n'était séparé du sternum que par 3 centimètres, et la proximité du tronc brachio-céphalique devenait trop dangereuse. Emploi du thermo cautère. Incision des artères laryngées inférieures, qui furent aussitôt liées. Ce fut à peine si une cuillerée de sang s'échappa de la plaie pendant la durée de l'opération.

Obs. XII (De Launay, 1881). — Laryngite syphilitique tertiaire. Névrose de l'apophyse orbitaire du malaire droit. Laryngotomie inter-crico-thyroïdienne. Survie. Une dyspnée nocturne avait rendu nécessaire la laryngotomie à titre d'opération préventive. La plaie se cicatrisa autour de la canule, et le sujet porteur de la canule pouvait vaquer à ses occupations.

Obs. XIII (Service de M. Labbé, 1881). — Déviation du larynx et de la trachée rendant la trachéotomie impossible. Mort. Autopsie. Un goitre considérable déviait le larynx en masse du côte droit; le cartilage thyroïde répondant à l'angle de la mâchoire, toute opération devenait impossible. Mais l'autopsie prouva que la trachée, absolument introuvable au milieu des déformations produites par la tumeur, la laryngotomie eût pu être pratiquée. En effet, on a deux points de repère pour trouver l'espace inter-crico-thyroïdien.

Obs. XIV (Hameau, 1881). — Tumeurs ganglionnaires de la région du cou. Menaces d'asphyxie; laryngotomie inter-crico-thyroïdienne pratiquée au thermo-cautère par M. Verneuil. Issue par la plaie de fongosités épithéliomateuses. Le malade respire bien, et, revu neuf mois après l'opération, il n'a jamais eu d'hémorrhagies; il ne ressent aucune douleur, et la canule est très bien supportée.

Obs. XV (Hameau, 1881). — Épithélioma du larynx. Asphyxie. Laryngotomie inter-crico-thyroïdienne au thermo-cautère, pratiquée par M. Verneuil, dans son service. Il n'y a jamais eu d'hémorrhagie, et le malade vécut environ un an sans être nullement incommodé par sa canule. Il fut emporté par les progrès de l'épithélioma.

Obs. XVI (De Launay, 1882). — Cancer du larynx. Laryngotomie inter-crico-thyroïdienne. Survie. Rapidité de l'opération chez ce sujet, âgé de 72 ans; l'âge ne semble donc pas devenir une contre-indication de l'opération. L'hémorrhagie fut insignifiante; on ne put constater concomitamment qu'une dyspnée, de courte durée du reste; le malade, respirant facilement, demanda à quitter l'hôpital, mais emportant avec lui une affection cancéreuse dans sa période de cachexie finale.

Obs. XVII (De Launay, 1882). — Syphilis pharyngée et laryngée. Gomme de la langue. Pemphigus. Laryngotomie inter-crico-thyroïdienne préventive. Mort par pneumonie suppurée double lobaire.

Le traitement mercuriel resté impuissant, une dyspnée graduelle se manifesta par suite de graves modifications survenues au larynx (épiglotte et replis aryténo-épiglottiques boursouflés et rouges ; vestibule du larynx réduit à une fente linéaire). Tirage et cornage : la laryngotomie est décidée. On la pratique au thermo-cautère pour ouvrir les parties situées au-devant de l'espace crico-thyroïdien, et au bistouri pour diviser la membrane. Introduction de la canule et facilité de la respiration. Alors survint une pneumonie mortelle.

Obs. XVIII (Hameau, 1883). — Epithelioma du pharynx avec adénopathie bilatérale. Accès graves de suffocation. Laryngotomie inter-crico-thyroïdienne pratiquée par M. Verneuil avec le thermo-cautère.

Résultat favorable, puisque huit jours environ après l'opération le malade commença à pouvoir émettre quelques sons et à se faire parfaitement comprendre. La voix était bien articulée et sonore, bien que rauque et bitonale. Finalement, M. Verneuil accorda à ce malade son exeat.

Obs. XIX (M. Nicaise, chirurgien des hôpitaux). — Un homme de 67 ans entre dans son service pour un cancer du pharynx refoulant le voile du palais et faisant saillie dans l'arrière-bouche. La tumeur s'était développée au niveau de l'apophyse ptérygoïde gauche.

L'air arrivait difficilement dans les poumons : il fallait lui ouvrir une voie artificielle. Au moment de procéder à l'opération, il s'aperçut que le cou du malade était très court. Le bord inférieur du cartilage cricoïde arrivait presque au niveau de la fourchette du sternum ; il se décida pour l'opération de Vicq-d'Azyr. Celle-ci ne présenta rien de particulier, mais il ne put introduire que la canule n° 1 de Colin. C'était le 16 janvier : le lendemain il plaça la canule n° 2.

Le 25, la canule, chassée dans un accès de toux, on ne put la replacer. M. Nicaise agrandit l'incision avec le thermocautère et sectionna le cricoïde afin de pouvoir remettre la canule. Le malade succomba le lendemain.

L'examen du larynx démontra que la difficulté d'introduction tenait à l'étroitesse de la partie postérieure du canal cricoïdien. Cette observation conduisit donc M. Nicaise à penser, comme M. Richelot, que la section du cricoïde devait être faite dans la plupart des cas.

Obs. XX (L.-G. Richelot, 1881.) — Au mois d'avril 1881, était couché au n° 13 de la salle Saint-Landry, à l'Hôtel-Dieu, un homme de 60 ans, J.-B. G..., présentant sur le plancher de la bouche un épithélioma étendu à la langue et au maxillaire inférieur.

L'extirpation de la tumeur fut pratiquée le 19 avril par M. Richelot, qui eut soin de faire, comme opération préliminaire, la laryngotomie inter-crico-thyroïdienne, pour prévenir les dangers de la propulsion de la langue en arrière après la suppuration de ses points d'attache.

L'opération, des plus simples, consista en une incision au bistouri de 3 à 4 centimètres, empiétant sur le thyroïde et le cricoïde, dans le sens longitudinal, sans débridements latéraux. Une canule à bec de M. Krishaber (9 millimètres) est introduite, après des tentatives infructueuses d'écartement des cartilages dont ce chirurgien eut raison en incisant facilement le cartilage cricoïde, quoique ce dernier fût ossifié. Le malade ayant succombé à l'infection cancéreuse, l'autopsie fut faite. Ossification des cartilages. La section de l'espace inter-crico-thyroïdien mesure 9 millimètres de haut.

On peut produire un écartement maximum de 11 millimètres. M. Richelot fait remarquer qu'il n'aurait retiré aucun bénéfice de débridements latéraux ajoutés à l'incision verticale : de plus, qu'il ne put introduire la canule de 9 millimètres qu'en la laissant séparer les deux moitiés du cartilage cricoïde sectionné, lui permettant ainsi d'achever son mouvement tournant et de pénétrer à fond dans le larynx. Alors même qu'il faisait basculer en arrière le thyroïde de manière à donner à l'espace crico-thyroïdien 11 millimètres de hauteur, la canule ne pouvait pénétrer dans la plaie laryngienne si les doigts maintenaient fortement appliquées l'une contre l'autre les deux moitiés du cricoïde sectionné.

Obs. XXI (Inédite : M. G. Richelot). — En 1882, un homme de 52 ans était couché au n° 21 de la salle Saint-Landry, à l'Hôtel-Dieu. Entré le 23 septembre, il souffrait depuis un mois d'une dysphagie permanente et avait remarqué le développement d'une ou de deux glandes cervicales. La nature du mal n'était pas douteuse : les ganglions situés dans la région sterno-mastoïdienne gauche étaient durs, certainement envahis par un tissu néoplasique. Un spasme très violent rendait l'examen de la gorge à peu près impossible : même difficulté pour introduire dans l'œsophage une oline exploratrice. Je n'insistai pas, mais j'eus la conviction qu'une tumeur épithéliale occupait la partie inférieure du pharynx. Un fait recommandait l'attention, c'était la gêne respiratoire. Le malade avait depuis son entrée de petits accès de suffocation. Les ganglions cervicaux visibles ne comprimaient rien encore, la trachée n'était pas déviée, la voix peu modifiée dans son timbre, tout se passait en arrière et au-dessus de la glotte. A la suite de violents accès de suffocation, j'interviens d'urgence le 1er octobre.

Je fais une courte incision, avec le bistouri, au-devant de la membrane crico-thyroïdienne, je traverse une couche mince de tissu cellulaire, je ne fais pas couler de sang. Arrivé sur la membrane, je la sectionne verticalement dans toute sa hauteur, puis, me guidant sur l'ongle de l'indicateur, j'introduis dans l'incision la canule à bec de Krishaber qui dispense d'un dilatateur, se glisse volontiers dans une fente étroite et l'agrandit sans violence. Cette canule était large de neuf millimètres; elle pénétra d'emblée, resta en place sans aucun artifice et fut tolérée parfaitement.

Tous les jours suivants le malade respirait bien et se croyait sauvé. Mais bientôt les masses ganglionnaires prirent un développement énorme et comprimèrent la trachée au-dessous de la canule. M. Richet, qui avait repris son service en novembre, amena quelque soulagement en introduisant une canule plus grosse après avoir sectionné le cartilage cricoïde, mais la dyspnée se reproduisit et le malade succomba le 19 janvier 1883.

A l'autopsie, dégénérescence épithéliale de toute la paroi pharyngienne en arrière et à gauche. Au lieu des replis aryténo-épiglottiques, on trouve deux gros bourrelets cancéreux se touchant sur la ligne médiane et bouchant l'orifice supérieur du larynx. Toute la moitié gauche du cartilage thyroïde est ramollie, presque détruite; celle du cricoïde a subi le même sort, elle est fracturée en plusieurs tronçons. L'orifice qui donnait passage à la canule est ovalaire, situé entre les deux moitiés du cricoïde; son quart supérieur seul occupe l'espace membraneux. Rien de plus facile à comprendre : après la section du cartilage normal, ses deux moitiés s'écartent juste assez pour admettre le dos d'un scalpel; mais s'il est ramolli ou fracturé rien n'empêche ce corps étranger de les séparer largement et d'abandonner l'espace membraneux pour venir se loger plus bas; c'est ce que fit la grosse canule introduite par M. Richet.

Obs. XXII (inédite, M. G. Richelot). — Homme de 58 ans, couché au n° 6 de la salle Saint-Landry, à l'Hôtel-Dieu. Il entra le 7 novembre 1882, souffrant de la gorge depuis six mois et demandant la trachéotomie. Tirage et accès de suffocation; à droite un ganglion lymphatique dans la région sterno-mastoïdienne. Appelé d'urgence le soir du 8 novembre après deux grandes suffocations, j'opère aussitôt sans avoir un diagnostic bien précis.

J'incise la peau, le tissu cellulaire, la membrane, sans faire couler de sang, l'espace où l'ongle de mon index gauche est appliqué me paraît fort étroit; j'en approche le bec de la canule et aussitôt je renonce à l'introduire; je reprends le bistouri, j'incise le cricoïde et enfin la canule est placée. L'opération, fort simple, avait duré trois minutes; mais pourquoi ici comme sur mon premier malade avais-je dû faire la section du cricoïde, quand les expériences cadavériques semblent démontrer que ce débridement n'est jamais utile? Je pensai alors que le renversement de la tête en arrière auquel je n'avais pas eu recours agrandit l'espace en faisant basculer les cartilages et dispense de la section. Aujourd'hui je pense que la section peut dispenser du renversement de la tête dans les cas de suffocation extrême et d'*urgence absolue*. Le lendemain et les jours suivants furent tranquilles; tout alla bien, sauf un peu de dysphagie le 10 novembre, symptôme souvent noté après cette opération. Le malade sortit le 20 novembre content et soulagé, portant sa canule et respirant bien; mais il revint quinze jours plus tard et mourut aussitôt dans un accès de suffocation.

A l'autopsie, tuberculose pulmonaire et laryngée. Foyer tuberculeux situé entre la lame droite du thyroïde et le chaton cricoïdien, avec dégénération de la face interne de cette lame, de l'aryténoïde correspondant, d'une partie du cricoïde jusqu'à deux ou trois millimètres de l'orifice où je plongeai la canule. Celui-ci était placé entre les deux moitiés du cartilage et n'occupait l'espace membraneux que par son tiers supérieur; ici, comme chez le malade précédent, la canule était venue se loger dans l'incision élargie du cricoïde, parce que le ramollissement tuberculeux et la fracture pathologique l'avaient permis.

Obs. XXIII (inédite : M. Richelot). — Je viens d'opérer tout récemment, le 24 mai 1884, à l'hôpital Saint-Louis, salle Cloquet, n° 17, un homme de 38 ans, atteint d'un rétrécissement syphilitique du larynx. L'ouverture des voies aériennes est ici une opération préliminaire, qui doit permettre d'agir ultérieurement sur les cordes vocales, soudées ensemble dans une partie de leur étendue.

La laryngotomie a été des plus simples. Ayant tout le temps nécessaire pour placer mon malade, j'ai mis la tête dans une extension modérée pour agrandir l'espace membraneux. Pendant l'incision des parties molles, j'ai placé deux pièces hémostatiques, peut-être sur l'artère crico-thyroïdienne. J'ai fait à la membrane une simple ponction avec la pointe du bistouri ; dans ce minime orifice j'ai introduit l'embout de la canule Krishaber et j'ai pénétré facilement par un effort très modéré. La canule est de neuf millimètres ; le malade l'a tolérée d'emblée, elle tient parfaitement et la respiration est excellente. Au laryngoscope on a constaté les jours suivants un peu d'œdème des cordes vocales dont le malade n'a pas conscience. Il est toujours dans le service et attend patiemment qu'on intervienne contre son rétrécissement.

Voilà un nouvel exemple de la facilité extrême de la laryngotomie inter-crico-thyroïdienne, de la simplicité de ses suites et des services que peut rendre chez l'adulte une canule de neuf millimètres.

DES AVANTAGES DE LA LARYNGOTOMIE INTER-CRICO-THYROÏDIENNE.

Dans le cours de la discussion faite à la Société de chirurgie, le 26 avril 1882, M. Després crut devoir faire des objections à l'opération nouvelle. Il rappela d'abord à M. le rapporteur Nicaise, que la section du cricoïde n'était pas chose nouvelle, car déjà Boyer, en critiquant l'opération de Vicq-d'Azir, a proposé d'y ajouter l'incision du cricoïde et a publié deux cas dans lesquels il avait fait cette opération. La laryngotomie inter-crico-thyroïdienne avec section du cartilage cricoïde, appartient donc à Boyer.

Cette operation fut jugée mauvaise et le seul chirurgien qui l'a acceptée l'a modifiée. Nélaton disséquait la partie médiane du cricoïde et en enlevait 7 millimètres; employée dans un cas d'œdème de la glotte, elle fut suivie de guérison. La section du cricoïde n'est donc pas suffisante, il faut en réséquer une partie.

En second lieu, M. Després pensa que la laryngotomie inter-crico-thyroïdienne convient surtout pour enlever des corps étrangers et pour permettre temporairement le passage de l'air; mais s'il s'agit de laisser une canule en place pendant longtemps, l'opération est mauvaise. « La canule, disait-il, se trouve placée dans un anneau rig'de et tous les mouvements de déglutition et de respiration se traduisent par un frottement pénible.

Chez la malade à laquelle j'avais pratiqué cette opération, j'ai dû réséquer ultérieurement une partie du cricoïde. Je rejette donc la laryngotomie inter-crico-thyroïdienne. »

Ses collègues ne partagèrent point ses idées et en particulier M. Sée crut devoir répondre à sa dernière objection au sujet des frottements de la canule contre le larynx. Le fait est absolument antiphysiologique, car l'on sait que le larynx se meut d'une seule pièce. Raisonnant d'après sa pratique et l'expérience qu'il en avait retirée, il pensa que l'opération était excellente et serait destinée à remplacer souvent la trachéotomie ordinaire.

Nous concluons donc avec les membres de la Société, en faveur de l'opération de Vicq-d'Azyr, puisque à part les réserves de M. Chauvel, MM. Verneuil, Farabeuf, Sée, Labbé, Lannelongue et Pozzi approuvaient les conclusions du rapport de M. Nicaise.

Cependant M. Richelot trouvait que l'enthousiasme de M. Nicaise, pour l'opération nouvelle, était trop modéré. Il eut voulu qu'on ne craigne pas, en thèse générale, d'avancer que cette dernière est supérieure à la trachéotomie. La pénurie des observations obligeait alors à garder sur ce point une prudente réserve. N'y avait-il pas en effet dans la laryngotomie faite suivant des règles précises et avec une simplicité opératoire aussi séduisante des périls qui lui fussent inhérents comme à la trachéotomie? Il nous semble aujourd'hui qu'il n'en existe pas.

Sans doute, on peut craindre que la proximité des cordes vocales n'amène quelques suites fâcheuses; rien jusqu'ici ne l'a démontré, ni le nombre des observations que nous présentons. Cet accident n'est jamais arrivé à personne et il faut reconnaître qu'en se rapportant aux mensurations cadavériques on s'expliquerait difficilement la chose : selon nous ce serait une faute inconcevable, puisque d'après ce que nous avons pu constater personnellement à l'Ecole pratique, nous avons vu l'insertion des cordes vocales se faire au moins à 7 millimètres au-dessus du bord inférieur du cartilage thyroïde. Chez l'adulte, ce chiffre nous a paru être la distance minimum à laquelle se fait cette insertion par rapport à l'insertion du bord supérieur du ligamenf crico-thyroïdien moyen. D'une autre façon nous croyons pouvoir avancer que l'insertion des cordes vocales se fait généralement sur le milieu de la crête de l'angle dièdre formé par l'adossement des deux lames du cartilage thyroïde. Or cette crête ne mesure pas moins en hauteur de 15 millimètres. On voit donc que toute crainte à cet égard serait illusoire.

Un second point paraît évident d'après M. Richelot, c'est l'inutilité des instruments dits hémostatiques pour atteindre un organe aussi superficiel dans une région aussi peu vasculaire. Tout au plus a-t-on à pincer quelquefois une artériole ou une veine sous-cutanée comme l'ont fait bien souvent ceux qui usent de la section thermique. Si l'utilité du couteau rougi peut être admise dans la trachéotomie, c'est en vérité pousser trop loin l'amour du thermo-cautère pour le proposer pour une opérati on aussisimple.

Parmi les avantages incontestables que présente la laryngotomie inter-crico-thyroïdienne sur la trachéotomie, il en est un qui s'impose : c'est l'ouverture du conduit laryngo-trachéal le plus haut possible. On sait en effet qu'en s'éloignant des gros vaisseaux de la base du cou, l'opération devient d'abord moins dangereuse ; d'un autre côté on se rapproche de la trachée qui se trouve d'autant plus superficielle qu'on la considère à un niveau plus élevé de la base du sternum. On peut maintenir fixée la région que l'on a reconnue chose impossible dans la trachéotomie, vu la situation profonde de cet organe. Ainsi le larynx bien maintenu, on n'a plus à craindre ces échappées qu'il est si facile de faire dans la trachéotomie.

En dernière analyse, les trois dernières observations prouvent les avantages énumérés plus haut. Elles soulèvent la question de l'incision du cartilage cricoïde, pour faciliter le placement de la canule. La section du cartilage cricoïde est-elle une complication opératoire? Non certainement, et il n'y a aucun inconvénient à la faire toutes les fois qu'elle pourra faciliter l'introduction de la canule.

Elle n'est donc pas un danger nouveau, une altération de la laryngotomie. Il ne s'agit pas ici de la résection d'un morceau du cricoïde faite par Nélaton, pour placer la canule au niveau même du cartilage; il ne s'agit pas encore moins d'introduire l'instrument dans l'écartement obtenu par l'incision simple du cricoïde, car suivant la remarque de M. Farabeuf, « cette incision ne permet pas de faire passer le dos d'un bistouri », et si on y plaçait de force une canule, celle-ci glisserait toujours, comme l'a dit M. Nicaise, à côté du cartilage. Mais ce qui paraît opportun, c'est un véritable débridement portant sur le cricoïde, le forçant à céder par l'écartement de ses parties latérales, permettant ainsi à l'espace crico-thyroïdien de s'agrandir un peu sous la pression de la canule et pouvant être fort utile par conséquent dans tous les cas où l'espace est insuffisant, soit par son étroitesse absolue, soit par l'immobilité anormale des cartilages.

CONCLUSIONS.

1° La laryngotomie inter-crico-thyroïdienne est supérieure à la trachéotomte chez l'adulte.

2° Elle est d'une facilité extrême d'exécution en raison de ses deux points de repère fixe, les saillies de la pomme d'Adam et du cricoïde, et en raison de la situation superficielle de la membrane crico-thyroïdienne.

3° Elle doit être faite au bistouri : une ou deux pinces à forcipressure suffiront pour parer à tout événement.

4° La canule à bec de M. Krishaber (9 millimètres), préalablement graissée, convient le plus souvent et dispense d'un dilatateur dont l'emploi serait presque impossible dans l'espace crico-thyroïdien. Le seul temps critique de toute ouverture des voies aériennes se trouve ainsi supprimé.

5° La canule doit être poussée avec modération dans l'incision verticale; s'il y a trop de résistance, sectionner le cricoïde sur la ligne médiane pour permettre à la canule de décrire un arc de cercl eet de pénétrer sans violence. L'extension de la tête ne paraît pas utile dans la plupart des cas.

6° La présence indéfinie d'une canule dans l'espace crico-thyroïdien n'altère pas la voix et ne produit aucune lésion des cartilages du larynx.

Paris. — A. PARENT, imp. de la Fac. de médec., A. DAVY, successeur, 52, rue Madame et rue M.-le-Prince, 14.

www.ingramcontent.com/pod-product-compliance
Ingram Content Group UK Ltd.
Pitfield, Milton Keynes, MK11 3LW, UK
UKHW021519260726
13993UKWH00004B/1771